Bertha Alicia Olmedo Buenrostro
Ana Bertha Mora Brambila
Mireya Sarahí Abarca Cedeño

Conocimientos de la lepra en estudiantes de Enfermería y Medicina

AF153235

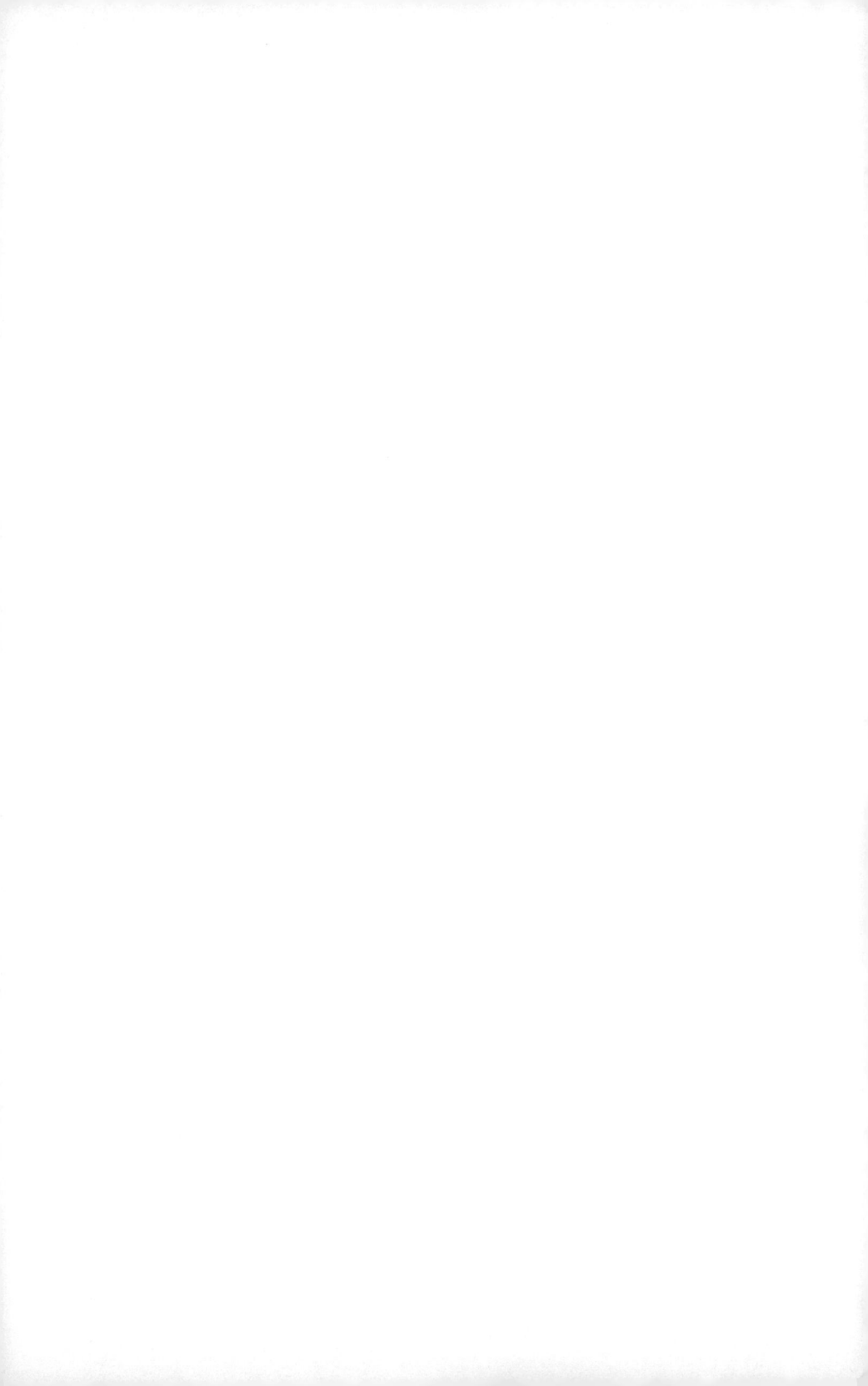

Bertha Alicia Olmedo Buenrostro
Ana Bertha Mora Brambila
Mireya Sarahí Abarca Cedeño

Conocimientos de la lepra en estudiantes de Enfermería y Medicina

Exploración de la enfermedad de Hansen en estudiantes de la salud

Editorial Académica Española

Impressum / Aviso legal
Bibliografische Information der Deutschen Nationalbibliothek: Die Deutsche Nationalbibliothek verzeichnet diese Publikation in der Deutschen Nationalbibliografie; detaillierte bibliografische Daten sind im Internet über http://dnb.d-nb.de abrufbar.
Alle in diesem Buch genannten Marken und Produktnamen unterliegen warenzeichen-, marken- oder patentrechtlichem Schutz bzw. sind Warenzeichen oder eingetragene Warenzeichen der jeweiligen Inhaber. Die Wiedergabe von Marken, Produktnamen, Gebrauchsnamen, Handelsnamen, Warenbezeichnungen u.s.w. in diesem Werk berechtigt auch ohne besondere Kennzeichnung nicht zu der Annahme, dass solche Namen im Sinne der Warenzeichen- und Markenschutzgesetzgebung als frei zu betrachten wären und daher von jedermann benutzt werden dürften.

Información bibliográfica de la Deutsche Nationalbibliothek: La Deutsche Nationalbibliothek clasifica esta publicación en la Deutsche Nationalbibliografie; los datos bibliográficos detallados están disponibles en internet en http://dnb.d-nb.de.
Todos los nombres de marcas y nombres de productos mencionados en este libro están sujetos a la protección de marca comercial, marca registrada o patentes y son marcas comerciales o marcas comerciales registradas de sus respectivos propietarios. La reproducción en esta obra de nombres de marcas, nombres de productos, nombres comunes, nombres comerciales, descripciones de productos, etc., incluso sin una indicación particular, de ninguna manera debe interpretarse como que estos nombres pueden ser considerados sin limitaciones en materia de marcas y legislación de protección de marcas y, por lo tanto, ser utilizados por cualquier persona.

Coverbild / Imagen de portada: www.ingimage.com

Verlag / Editorial:
Editorial Académica Española
ist ein Imprint der / es una marca de
OmniScriptum GmbH & Co. KG
Heinrich-Böcking-Str. 6-8, 66121 Saarbrücken, Deutschland / Alemania
Email / Correo Electrónico: info@eae-publishing.com

Herstellung: siehe letzte Seite /
Publicado en: consulte la última página
ISBN: 978-3-639-73151-4

ÍNDICE

RESUMEN

Introducción: La Lepra es una enfermedad infecto-contagiosa conocida como enfermedad de Hansen y común en muchos países del mundo, sobre todo en los climas templados, tropicales y subtropicales. Es causada por el organismo Mycobacterium Leprae; endémica en el estado de Colima, México. La estrategia para su control gira alrededor de la detección oportuna de nuevos casos, por lo cual el personal de salud debe contar con los conocimientos suficientes para identificar lesiones dérmicas sospechosas y dar tratamiento temprano para evitar las lesiones indeseables como son las deformidades.

Objetivo: Analizar los conocimientos que tienen sobre la Lepra estudiantes de nivel licenciatura de enfermería y medicina así como del nivel técnico de enfermería del estado de Colima.

Material Y Métodos: Estudio descriptivo, transversal, prospectivo; participaron 476 estudiantes de enfermería y medicina del estado de Colima. Se aplicó una encuesta como instrumento para identificar los conocimientos sobre la Lepra, realizando análisis estadístico descriptivo. Se atendieron las recomendaciones éticas, respetando el anonimato de los participantes.

Resultados: En el presente estudio se identificó una falta de conocimientos sobre la Lepra por parte de los alumnos de las diferentes instituciones participantes en el estudio. En el apartado de conceptualización de Lepra se identificaron en su mayoría conceptos negativos.

Conclusiones: Se observa falta de conocimiento respecto a la Lepra en los estudiantes que participaron en la investigación. Además se pudo identificar, al solicitar que conceptualizaran la enfermedad, que mantienen una carga de estigmatización negativa importante.

Palabras Clave: Conocimientos, conceptualización, Lepra, estudiantes de medicina y enfermería.

INTRODUCCIÓN

El conocimiento sobre la salud y los procesos mórbidos es una preocupación constante para la sociedad, y lo es más para quienes forman parte del sector que se encarga de la atención de la salud.

Conocer una enfermedad es uno de los aspectos de mayor relevancia para su atención adecuada, por lo que el personal de salud debe estar siempre capacitado y al día en los procesos requeridos para su vigilancia, su cuidado y la recuperación del paciente. Por ello, el presente estudio explora el conocimiento que tienen quienes se incorporarán en un futuro cercano al contexto formal de atención a la salud, abordando una de las enfermedades de mayor estigma y de antigua presencia en la historia de la humanidad.

La enfermedad de Lepra es una micobacteriosis clasificada dentro de las enfermedades granulomatosas crónicas que afectan principalmente la piel y los nervios periféricos y trasmisible en forma directa de persona a persona , causada por un bacilo intracelular obligatorio: Micobacteryum Leprae; el bacilo fue descubierto XIX por un neurólogo Gerhard Henrik Amauer Hansen.[1]

De acuerdo con las cifras de la Organización Mundial de la Salud (OMS), se menciona que cada minuto se detecta un caso nuevo de Lepra en el mundo y cada dos minutos hay un nuevo enfermo, por lo cual es de suma importancia que el personal de salud esté capacitado para el diagnóstico y tratamiento precoz, y así evitar una frecuencia en el aumento de los casos de Lepra y disminuir el crecimiento de la enfermedad en la sociedad.[2]

El presente estudio tuvo como propósito principal identificar los conocimientos que tienen los estudiantes de enfermería y medicina del estado de Colima sobre la Lepra, pues es claramente relevante la necesidad de que el personal de salud esté capacitado para el diagnóstico y tratamiento precoz y así evitar una frecuencia en el aumento de casos de Lepra y disminuir que la enfermedad siga creciendo dentro de la sociedad.

MARCO TEÓRICO CONCEPTUAL

Antecedentes históricos de la Lepra

La Lepra fue una de las primeras enfermedades descritas en el mundo antiguo, caracterizada por cambios muy severos del aspecto físico de los enfermos, como las manchas, los tubérculos y los lepromas en la cara, que daban un aspecto de león a la persona, por lo que la enfermedad se llamó leonina. También producía hipertrofia de las capas dérmicas y subdérmicas la cual semejaba la piel de un elefante, por lo que se le llamó elefantiasis. La enfermedad se caracterizaba por su evolución crónica, progresiva y habitualmente por su incurabilidad. Por la gravedad de sus manifestaciones, en los primeros tiempos de la historia se explicó como un terrible castigo enviado por Dios. Las medidas preventivas adoptadas por el pueblo judío respecto a los enfermos de Lepra eran: su aislamiento y retiro de la sociedad, por el supuesto que se tenía de que era contagiosa. Para esto, el aislamiento de los leprosos fue una de las primeras medidas de salud pública, que persistieron hasta mediados del siglo XX.[3]

Los primeros médicos griegos y romanos se preguntaron si la enfermedad era comunicable o hereditaria y durante muchos siglos se especuló sobre las dos teorías.

En el año de 1873, Armauer Hansen de Bergen, Noruega (citado por Álvarez, 2010), país donde la Lepra era epidémica, descubrió el bacilo productor de la enfermedad y demostrando que la enfermedad era de carácter infeccioso.[4]

Los investigadores se preguntaban cómo la Lepra se trasmitía a unas pocas personas y la mayoría permanecían indemnes a ella. Hasta el año de 1923 el investigador japonés Mitsuda encontró la explicación que dio la respuesta a un problema que no había podido ser resuelto y para esto empezó a trabajar con pacientes que presentaban las formas más graves de la enfermedad lepromatosa y los que cursaban con las más benignas como la tuberculoide, y tomó como controles los sujetos normales y los enfermeros que habían

4

permanecido en los leprocomios, sin que se hubieran contagiado con la enfermedad.

Para el efecto preparó una suspensión de bacilos de Hansen obtenida de lepromas y esterilizada por el calor, a la que se añadía ácido fénico. Luego inyectaba 0,05 ml de la preparación por vía intradérmica. A los 21 días observó que en los pacientes de forma lepromatosa la reacción era negativa y sólo se producía un pequeño edema, pero sin eritema o pápula. En las personas sanas, los enfermeros que no se contagiaban y en los que padecían de la forma tuberculoide, la reacción fue de mayor intensidad. El descubrimiento aclaró en gran parte la manera de como algunos pacientes adquirían la enfermedad y otros no. Además había sujetos con muy pocas defensas inmunológicas contra el bacilo de Hansen y estos se contagiaban con gran facilidad y a la vez desarrollaban las formas graves y los que tenían mejores defensas desarrollaban las formas más benignas; el resto de la población tenía excelentes defensas y solamente se contagiaban un 20% de formas malignas y 80% de formas benignas. Para esto en el siglo XX se descubrieron medicamentos con acción bactericida que lograban controlar la enfermedad.[5]

En el libro Sagrado "La Biblia" en los "Números", 13:1 aparece la descripción de la "Lepra", mencionando lo siguiente: "Cuando tenga uno en su carne alguna mancha escamosa color blanca, brillante o un conjunto de ellas y se presente así en la piel, se considerará que la persona tiene Lepra. El sacerdote examinará las características y si notara que los vellos se han vuelto de color blanco y que la parte afectada está más hundida que el resto de la piel, se le considerara "Lepra".[6]

En la Biblia se describen características como ulceraciones y cicatrices, éstas a la vez son muy enfáticas sobre la evolución crónica y la progresión de la enfermedad; debido a estas características, a su peligrosidad y a la posibilidad del contagio, se hizo obligatorio el aislamiento de las personas con enfermedad.

El nombre hebreo de la enfermedad era "Tsarath" o "Zaarath", y posiblemente describía muchas enfermedades de la piel con ese nombre, en aproximadamente en el periodo del año 430-360 a.c. Hipócrates, el "padre de la medicina" empezó a modificar la nosología de muchas enfermedades basándose en una minuciosa observación clínica; para esto, en su escrito sobre los aforismos, empezó a diferenciar la Lepra de otras enfermedades cutáneas, mencionando que "en la primavera son frecuentes algunas enfermedades como: la Lepra, el Vitíligo y las erupciones con ulceraciones".

Los médicos griegos y más tarde los romanos, traductores de los griegos, siguieron usando la palabra Lepra para denominar dos enfermedades cutáneas, la mayoría de tipo escamoso y consideradas diferentes. De ahí surgieron dos enfermedades, que se consideraban diferentes: la Elefantiasis de los griegos y la Elefantiasis de los árabes.[7]

Lucrecio, en el Siglo I a.C., discípulo de Epicuro, publicó en Roma un tratado de filosofía al que llamó "De rerum natura" (De la naturaleza), donde hizo algunas aproximaciones a temas médicos y refiriéndose a la Lepra afirmó que la Elefantiasis es una enfermedad que nace hacia los márgenes del Nilo y no en otra parte.

En Egipto, más tarde, Areteo de Capadocia, que vivió en el siglo II fue un digno sucesor de Hipócrates. Antes de este personaje a la Lepra se le daba también el nombre de leontiasis o Lepra leonina; tiempo después Areteo le cambió el nombre por Elefantiasis, logrando un gran avance y describiendo una formación en la piel que llamó "Tubérculos", elementos cutáneos levantados que aparecían en esta enfermedad.[8]

En diferentes países y regiones la Lepra ha ido tomando diferentes nombres: Leontiasis, Lepra leonina, Lepra de la Edad Media, Lacería, Mal rojo de Cayena, Enfermedad de Crimea, Mal de San Lázaro, Lepra tuberculosa de Alibert y muchos otros.

Por algún tiempo, los enfermos podían seguir viviendo relativamente aislados del resto de la sociedad y fuera de los muros de la ciudad y de los conventos.

La medicina científica de la Edad Media creía que la causa del mal era la comida o el aire dañados. En el Concilio de Orleans la Iglesia decidió ocuparse de la alimentación y el vestido de los leprosos.[9]

En el año de 1321 el Rey de Francia, Felipe V llamado "El Largo" reprimió un complot que organizaron los leprosos de Francia para conseguir el retorno a una vida normal. Estaban dispuestos, según se dijo, a envenenar las fuentes de agua de las poblaciones. El Rey ordenó capturarlos y los que confesaron fueron quemados vivos; al resto se les encerró con castigos aún más severos y muchos fueron asesinados.

El médico de los Papas de Avignon, quien compuso el tratado de cirugía más influyente desde la baja Edad Media hasta el siglo XVI, su "Chirurgia Magna", obra usada como texto durante más de dos siglos y mejor conocido como cirujano, que como leprólogo, fue discípulo de Mundinus; hombre de vastos conocimientos, quien fue tan buen médico como experto cirujano, y no como un mero copista. Hizo observaciones clínicas muy atinadas sobre los leprosos mencionando tener las cejas y los párpados hinchados, presentaban caída de las cejas y pestañas, que eran reemplazadas por pelos más finos, los tabiques nasales se ulceraban, pústulas en la cara, adelgazamiento de los músculos en la mano, sobre todo en el pulgar, se quejaban de enfriamiento de las extremidades, presencia de erupciones, insensibilidad de las piernas, picazón y ulceraciones de la piel.[10]

Del siglo XI al XIII, en la época de las Cruzadas, la Lepra se extendió por Europa, en forma epidémica. En el año de 1225 había en Francia 2000 casas de leprosos, sin embargo las cifras son equivocadas y parecen muy altas, porque la Lepra se confundía con la Sífilis. La Lepra alcanzó su mayor prevalencia en Europa, para empezar a declinar a partir del siglo XVI, sin embargo persistió en las costas del Mediterráneo, en Rusia y en Escandinavia. La Lepra fue introducida al Nuevo Mundo por los españoles. Los casos se incrementaron debido al tráfico de esclavos que provenían del África.

La Lepra en esas épocas se dividía en dos variedades: la "Lepra negra", caracterizada por la presencia de manchas, tubérculos y demás lesiones cutáneas y acompañada de lesiones de la nariz, boca y la laringe. La "Lepra blanca" que se caracterizaba por la presencia de anestesias múltiples.[11]

Los médicos del siglo XIX, en especial el gran dermatólogo francés Cazenave, hicieron estudios muy completos de la enfermedad, estudiando sus síntomas y signos. De ahí surgió una primera clasificación de la enfermedad con relación a sus signos y síntomas que se presentaban en la piel; además encontraron las alteraciones de la sensibilidad que son una de las características que permiten identificar correctamente la enfermedad y distinguirla de otras dermatosis: Lepra Fimatoide, derivado del griego *firme*, que significa tubérculo, de acuerdo con la presencia o ausencia de los elementos dermatológicos. Se inicia por la aparición de manchas o máculas, luego se forman los tubérculos y después estos se ulceran. En la cara, el desarrollo de tubérculos es considerable, casi confluente y da a la persona con lepra un aspecto desagradable. Esta cara tumefacta, muy dilatada, con arrugas frontales tiene cierto aspecto leonino, que ha hecho dar a la enfermedad el nombre de Leontiasis. Al mismo tiempo se producen lesiones en el sistema muscular que se caracterizan por parálisis o atrofia de ciertos músculos. Esta Lepra se llamó también "Lepra negra", caracterizada por la presencia de manchas, tubérculos y demás lesiones cutáneas acompañadas de lesiones de la nariz boca y la laringe. La Lepra Afimatoide, llamada por algunos autores como Danielsesn y Boeck elefantiasis anestésica. Con relación a la sensibilidad cutánea la distinguían en Lepra anestésica o Lepra hiperestésica; se llamó también "Lepra blanca".[12]

En el año de 1873, el médico noruego Hansen descubrió el bacilo productor de la Lepra; este fue el primer avance científico en la comprensión de la Lepra. Él se graduó como médico en Cristianía Oslo y ejerció como tal en las islas Lofoten y luego en el hospital de leprosos de Bergen, en 1868. El jefe de Hansen, Daniel Cornelius Danielssen, había convertido a Leyden en un centro para la investigación de la Lepra en Europa, consideraba que esta enfermedad era hereditaria porque él mismo se la había inoculado sin contagiarse.

El gran investigador Roberto Koch en 1879, mejoró los métodos de coloración y encontró gran cantidad de cuerpos en forma de bastoncitos en las células de material leproso. Finalmente, el bacteriólogo alemán Albert Neisser en 1879 (citado en Karlen, 1995), demostró en forma convincente la presencia de bacilos en material leproso. Este fue un gran avance al demostrar que la enfermedad era producida por un microorganismo.[13]

Historia natural de la enfermedad

Periodo Pre-patogénico, Triada Ecológica

El ser humano y animal es el huésped y reservorio de Micobaterium, no hay portadores, respecto a la edad, los niños y los jóvenes son más susceptibles a enfermarse y en cuanto al sexo, el masculino es el más afectado.

Se identifica como agente causal de la Lepra al *Micobacterium Leprae*, bacilo gram positivo y ácido alcohol resistente, vive intracelularmente y cuando se encuentra en grandes cantidades, tiene la propiedad de agruparse en forma de masas o globias y es muy abundante en los tejidos. Su virulencia es poca y muere pronto cuando sale de su medio habitual. No se ha logrado cultivarlo en medios artificiales.

De las enfermedades transmisibles, la Lepra resulta ser la menos contagiosa. No se conoce exactamente el modo de trasmisión; se considera que la vía de entrada probable a la piel, la mucosa nasal y con menos probabilidades, la digestiva, ya que se ha comprobado que el bacilo es abundante en las lesiones cutáneas y mucosas.

La transmisión se produce de persona a persona mediante una convivencia que debe ser continua y prolongada, es necesario que haya predisposición y oportunidades de recibir bacilos, ya que el huésped requiere de ciertas características sin las cuales, aunque se reciban no habrá infección.

Es por esto, que la Lepra no se adquiere fácilmente en un ambiente público, sino en el medio familiar, la posibilidad de enfermar en este ambiente es de 20 entre 100; siempre y cuando, alguno de los integrantes este enfermo, esto se puede comprobar con personas que se exponen continuamente al bacilo sin contraer la enfermedad como, médicos y enfermeras.[14]

Definición de Lepra

La Lepra, llamada también enfermedad de Hansen en honor a quien descubrió la bacteria en 1873, es una enfermedad infectocontagiosa causada por el Mycobacterium Leprae. La Lepra tiene dos formas comunes de manifestación: la tuberculoide y la lepromatosa, las cuales tienen subdivisiones adicionales y su manera de trasmisión es en contacto directo con todos los pacientes que presentan esta enfermedad, se caracteriza principalmente por manifestaciones cutáneas así como en nervios periféricos, pueden aparecer manchas, tubérculos y úlceras, su periodo de incubación es de 5 años mientras que los síntomas pueden aparecer hasta los 20 años.[15]

Epidemiología

La Lepra a nivel mundial es una enfermedad que afecta a millones de personas sobre todo en los climas cálidos y húmedos. Esta enfermedad afecta a cualquier tipo de raza, pero predominando en los varones; este problema de salud suele diagnosticarse hasta la edad adulta por el periodo que tarda en manifestarse. En relación con los grupos de edad afectados por la Lepra, se identifica que este padecimiento se presenta principalmente en mayores de 25 años, siendo el más afectado el de 45 a 64 años, es decir en la etapa productiva del individuo; y la razón hombre: mujer es de 2:1.

En México la endemia es de nivel medio, con prevalencia menor de 0.5 por 1000 habitantes, es endémica en toda la República, con predominio en tres focos.

1. Centro occidental (Sinaloa, Nayarit, Jalisco, Colima, Michoacán, Zacatecas, Querétaro y Eso. De México).

2. Peninsular (Yucatán y Campeche).

3. Nororiental (Nuevo León y Tamaulipas).

Respecto a la distribución geográfica de casos registrados en el país, diez estados concentran el 76% de la prevalencia nacional: Sinaloa (107), Nuevo León (73), Michoacán (71), Jalisco (59), Nayarit (58), Tamaulipas (40), Sonora (35), Guerrero (34), Colima (28) y Guanajuato (27). El porcentaje de casos nuevos con discapacidad grave disminuyó de 11 a 5.8%, lo que refleja que dentro de la operación de las acciones cada vez se llega a los casos con mejor oportunidad, sin embargo, dicha reducción no es del todo aceptable, pues es posible redoblar esfuerzos a fin de identificar a los pacientes sin discapacidad avanzada, lo que se logra con capacitación continua del personal aplicativo y sobre todo con el estudio periódico estricto de los contactos de los enfermos registrados en tratamiento y en vigilancia pos tratamiento.[16]

En el estado de Colima, se iniciaron la actividades de reconocimiento y manejo de enfermos de Lepra en 1938 con la fundación del dispensario del Dr. Ricardo Cícero, quien atendía a los pacientes de Lepra, utilizándose en aquella época el aceite Chaulmoogra, que era la única terapia conocida en aquella época; posteriormente se introdujo el tratamiento de por vida con Sulfona.

Por décadas, el estado de Colima ha ocupado el primer lugar nacional, en tasa de prevalencia de Lepra. A partir de la introducción de la poliquimioterapia la situación epidemiológica ha cambiado gracias a los diversos apoyos obtenidos y a los medicamentos actualmente utilizados.

Cabe mencionar que en el estado de Colima continúan incorporándose al Programa de Control de Lepra casos nuevos, según declaración del Dr. Gustavo Gudiño quien es directivo de los servicios de salud del Gobierno del Estado, en el año 2013 se registraron 8 enfermos más de Lepra, esta información fue difundida por Lolita Ayala en el Noticiero de Televisa. Así mismo, estimó que en total eran 195 personas con Lepra, quienes son atendidas por un grupo de religiosas en la entidad.

La meta para considerar baja incidencia de esta enfermedad es de 1 enfermo por cada 10,000 habitantes según la Organización Mundial de la Salud (OMS). Tomando ese dato como base, Colima con 195 enfermos y 650 555 habitantes, tiene una incidencia 3 veces mayor (2.997 por 10,000 habitantes), lo que representa una alerta en salud pública en Colima. Siendo estos los últimos datos con los que se cuenta de la entidad.[17]

En nuestro Estado, se reporta una tasa de prevalencia, en el municipio de Armería de 1.60 casos; el municipio de Minatitlán de 1.090 casos; no lejos de ellos se encuentra los municipios de Coquimatlán y Tecomán con una tasa de prevalencia de 0.980 y 0.740 respectivamente.[18]

El tiempo, desde el contagio hasta el brote de la enfermedad, es muy variable. Debido a la velocidad de crecimiento ralentizada del agente patógeno, pueden transcurrir entre 9 meses y 20 años antes de que los síntomas de la Lepra se manifiesten. La bacteria responsable de la Lepra es el *Mycobacterium Leprae;* se reproduce solo cada 13 días, lo cual es extremadamente lento en comparación con otras bacterias, como salmonellas o el causante del cólera, las que se reproducen cada 20 minutos, y las personas infectadas enferman en el plazo de días o incluso horas. [19]

La Lepra afecta a 700,000 personas cada año y representa uno de los mayores problemas de salud en los países subdesarrollados. En un reporte de la Organización Mundial de la Salud emitido en el año 2004, se menciona que la Lepra está reportada en 110 países a nivel mundial, con un total de casos registrados en el año 2002 de 524,311 personas. Las entidades federativas de la República Mexicana con mayor prevalencia de enfermedad de Lepra en el periodo de 1990 al 2005, fueron el Distrito Federal y Guerrero, y los de menor prevalencia, Aguascalientes y Guanajuato. En el 2006 se registraron 243 casos nuevos, con una tasa de detección de 0.23 casos por 100 mil habitantes, de los cuales el 26% son paucibacilares y 74% multibacilares, de éstos 5.8% presentan discapacidad grave asociada a la enfermedad.

Según los informes oficiales procedentes de 115 países, la prevalencia mundial de la Lepra registrada a finales de 2012 fue de 189,018 casos, mientras que el número de casos nuevos notificados en el mundo ese mismo año fue de 232,857, en comparación con 226,626 en 2011.

Las estadísticas mundiales revelan que 220,810 (95%) de los nuevos casos de Lepra se notificaron en 16 países, y que solo el 5% restante procedía del resto del mundo. [20]

León Dorantes, presidenta del Consejo Mexicano de Dermatología y académica de la Facultad de Medicina de la UNAM, destacó la evolución de las cifras de enfermos: en 1990 el país registró casi 17 mil enfermos, para el año 2000 se cuantificaron mil 685 (Sinaloa y Colima fueron los estados de mayor prevalencia) y en 2014 se contabilizaron 702 casos. Como puede apreciarse, aunque tiene una baja prevalencia, la Lepra en México persiste; si bien es difícilmente contagiosa, guarda un estigma muy fuerte entre la población debido a la creencia histórica de que era poco curable y a la deficiente actualización sobre el conocimiento de la enfermedad. [21]

Susceptibilidad

La persistencia y forma de Lepra dependen de la capacidad de desarrollar eficazmente inmunidad mediada por células. Se sugiere que entre los contactos cercanos la infección es frecuente, pero solo una pequeña proporción manifiesta la enfermedad clínica.[22]

Clasificación de la Lepra

Lepromatosas (multibacilar)

Se produce por una escasa o nula respuesta del sistema inmunológico que hace que las bacterias pueden multiplicarse en el tejido prácticamente sin obstáculos. En la Lepra lepromatosa, pueden aparecer hasta mil millones de bacterias por gramo de tejido. Clínicamente, al principio aparecen lesiones cutáneas enrojecidas, sobre todo en la cara, que posteriormente evolucionan a **lepromas** (nódulos).

Tuberculoide (pausibacilar)

La Lepra tuberculoide o Lepra tipo T es una forma de Lepra con escasas manifestaciones cutáneas, limitadas, depigmentadas, anestésicas o hiperestésicas de importante afectación nerviosa como: dolores, tumefacción de los nervios, trastornos sensitivos de las extremidades, atrofia de los músculos de la mano y, con frecuencia, ulceraciones y pérdida de falanges (lepramutilante), fusión de los músculos de la cara.

Borderline o dimorfa

Según se acerque al polo T o L o sean interpolares verdaderos. Tiene características de la Lepra lepromatosa como de la tuberculoide. Por lo general se encuentran abundantes bacilos, varias lesiones de la piel como maculas y placas infiltradas; que progresa a tuberculoide o regresa a lepromatosa.[23]

Diagnóstico de la Lepra

Baciloscopia de secreciones nasales

Los bacilos de Hansen generalmente no se encuentran en el mucus nasal si están ausentes en las lesiones cutáneas, y cuando comienza el tratamiento, el frotis de mucus nasal se negativiza antes que el de las lesiones tegumentarias, por ello no se realiza cuando el paciente ya está bajo tratamiento.

En los enfermos vírgenes de tratamiento se suele encontrar un mayor número de bacilos sólidos en el mucus nasal que en la piel. El mucus nasal puede ser obtenido por exudado y con hisopo, que es la técnica más simple, además permite recolectar abundante material, útil en casos de secreciones escasas o muy secas.

Se emplea un hisopo estéril humedecido en solución fisiológica, estéril, con él que se realiza el raspado de ambas caras del tabique nasal. Se frota el hisopo sobre un portaobjetos para depositar el material obtenido, siempre formando un círculo de 6 ó 7 milímetros de diámetro.[23]

Imágenes 1, 2 y 3. Diferentes tipos de lepra

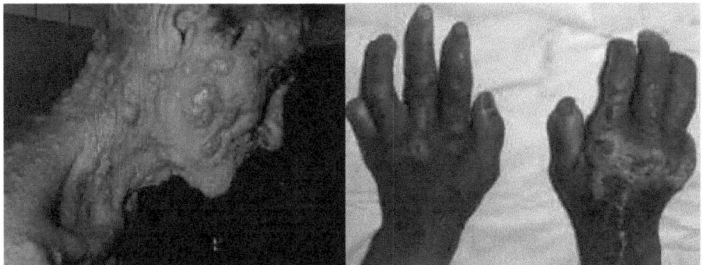

Lepra Lepromatosa [24]   Lepra Tuberculoide [24]

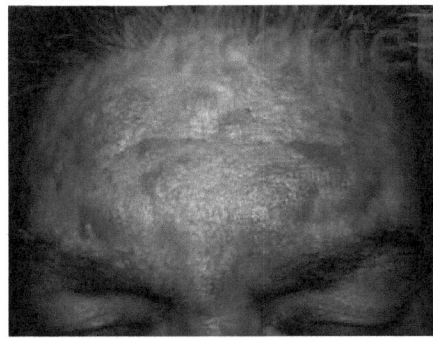

Lepra Tuberculoide Dimorfa[24]

Tratamiento de la enfermedad de Lepra en el adulto

La poliquimioterapia (PQT) recomendada por la Organización Mundial de la Salud y la Organización Panamericana de la Salud, será la utilizada en todos los servicios de salud y consiste en la combinación de tres sustancias: Dapsona, Rifampicina y Clofazimina.

Los pacientes tratados con poliquimioterapia usualmente dejan de ser infectantes después de la primera dosis de PQT y curan en un período promedio de 6 meses los paucibacilares y 24 meses los multibacilares. Es necesario que el personal de salud conozca los beneficios de la quimioterapia y los objetivos de la misma siendo éstos:

La eliminación eficaz de la bacteria productora de la enfermedad (Mycobacterium Leprae) en el menor tiempo posible.

La prevención de cepas de Mycobacterium Leprae resistentes a los medicamentos antilepróticos, lo que a su vez evita los fracasos terapéuticos y las recidivas.

El tratamiento de los pacientes deberá de iniciarse por el médico inmediatamente al confirmar el diagnóstico clínico de la enfermedad así como su clasificación terapéutica. Se escribirá la prescripción en la historia clínica y en la ficha de tratamiento y de acuerdo a las diferentes situaciones.

Se recomienda los siguientes regímenes de tratamiento terapéutico:

1. Todo paciente clasificado como BT, BB, BL ó LL (Dimorfos y Lepromatosos) con 5 o más lesiones, independiente del índice Morfológico se manejará como caso multibacilar con PQT.

2. Todo paciente con diagnóstico clínico y baciloscopía positiva se manejará como caso multibacilar independiente del número de lesiones.

3. Todo paciente clasificado como I, TT ó BT (Indeterminados y Tuberculoides) con menos de 5 lesiones y baciloscopía negativa se manejará como caso paucibacilar.[25]

Tratamiento inmunoestimulante y nutricional

Es importante que el médico tome en cuenta que el uso de medicamentos inmunoestimuladores como el Levamisol o el Factor de Transferencia han resultado desilusionantes. La alimentación no juega un papel directo en la epidemiología de la Lepra, sin embargo la promiscuidad debida a las deficientes condiciones de vida, a su vez, se ha visto que condiciona un contacto más frecuente con el foco de la enfermedad favoreciendo el contagio.

La transmisión de la Lepra depende ante todo de la capacidad de contagio de la persona infectada, la receptividad de la persona en contacto y la intimidad, frecuencia y duración de la convivencia.

La evaluación nutricional del paciente deberá de realizarla el médico o la nutricionista si se contara con el recurso y ésta puede efectuársele al realizarle al paciente el indicador de índice de masa corporal (IMC); el cual se determina:

IMC= (Peso Kg. /Mt2) / talla en Mt^2.[26]

Cómo administrar el tratamiento

La PQT varía de acuerdo al tipo de Lepra que presenta el enfermo y a la edad; para que el tratamiento con PQT sea oportuno, completo y regular, debe ser administrado en los servicios locales de salud, quiénes contarán con el personal capacitado (médico, enfermera u otro) y la cantidad de medicamentos antileprosos suficientes.

El tratamiento inicial debe ser puntualmente expuesto a los pacientes, aclarándoles sus dudas y explicándoles de manera clara y precisa su enfermedad, haciendo hincapié de la importancia que tiene el apego a sus medicamentos para poder tener excelentes resultados, a la vez que esto ayudará para que los pacientes tengan apego al tratamiento. Es recomendable que el primer día del tratamiento sea supervisada su toma por el personal de salud (enfermera o promotor), el cual debe de ver al paciente tomar la dosis. Cada mes deberá de acudir el paciente a recoger su siguiente dosis mensual hasta que concluya su tratamiento. Se debe de asegurar que el paciente comprenda como seguir el tratamiento y reportar cualquier efecto adverso.[27]

Seguimiento del tratamiento

Cada vez que los pacientes acuden por más medicamento deberá registrarse en la ficha de tratamiento por enfermería y recibir el blíster vació anterior; de acuerdo a esto, para lograr conocer si el paciente en realidad toma su medicamento en los casos multibacilares y paucibacilares, se debe realizar un examen clínico completo y estudio baciloscópico durante el periodo del tratamiento y completarse con un estudio histopatológico de piel anteriormente afectada.[28]

Si algún paciente no recoge regularmente el tratamiento, el personal de salud del establecimiento deberá de ponerse en contacto con el paciente, pues puede que no mejore o pueden mejorar por algún tiempo y posteriormente empeorar. En estos casos, otras personas de la comunidad podrían ser de ayuda, como el promotor de salud. Un aspecto sumamente relevante es que hay asegurarse de tener la provisión suficiente del medicamento para cada paciente.[28]

Tratamiento de la enfermedad de Lepra en la niñez

La dosis para los niños deberá de ser indicada por el médico y variará de acuerdo a la edad, aunque se utilizan los mismos medicamentos que los adultos y la duración del tratamiento es la misma. Para los paucibacilares de seis meses y para los multibacilares de 24 meses.

A continuación se presenta un cuadro en el que se presentan las dosis y medicamentos antileprosos para niños con Lepra Paucibacilar, a ser utilizados por el médico.[29]

Las dosis de los medicamentos se pueden consultar en los cuadros uno y dos.

Cuadro 1. Dosis y medicamentos antileprosos para niños con Lepra Paucibacilar a ser utilizados por el médico[29]

Edades	Dapsona Dosis diaria no supervisada (Mg)	Rifampicina Dosis mensual supervisada (Mg)
3 - 5 años	25	150 – 300
6 – 14 años	50 – 100	300 - 450
15 años y más	100	600

Cuadro 2. Dosis de medicamentos antileprosos para niños con Lepra Multibacilar a ser utilizados por el médico[29]

Edades	Dapsona dosis diaria sin supervisión médica (Mg)	Rifampicina dosis mensual supervisada (Mg)	Clofazimina dosis sin supervisión (Mg)	Clofazimina dosis mensual supervisada (Mg)
3 - 5 años	25	150 – 300	100 una vez/sem	100
6 – 14 años	50 - 100	300 – 450	150 una vez/sem	150- 200
15 años y más	100	600	50 diariamente	300

ESTADO ACTUAL DEL CONOCIMIENTO

En 2011, el CENAVECE reportó 161 casos nuevos de esta enfermedad, en el 2012 el total de casos nuevos fue 228, indicó Martín Castellanos Joya, director de prevención y control de micobacteriosis del Centro Nacional de Programas Preventivos y Control de Enfermedades de la Secretaría de Salud en México. En su reporte menciona: "Estamos muy lejos de ello (erradicar la Lepra) debido a que el periodo de incubación es muy incierto; va de entre seis meses a cinco años, pero hemos encontrado pacientes hasta de 25 años de haber convivido con alguien y hasta entonces empiezan a desarrollar la enfermedad", precisó que diez entidades del país albergan alrededor del 80 por ciento de los casos; Tlaxcala, Tabasco y Puebla no registran casos en los últimos cinco años, el resto de los estados tienen entre uno y más casos de Lepra registrados; puntualizó: "el 40% de los pacientes se encuentran entre el rango de edad de los 45 y 64 años, la mayoría son hombres, y el 33 por ciento de casos la población de 25 a 44 años". Mencionó: "el 6% de los pacientes con Lepra tienen algún grado de disfuncionalidad en los dedos de la mano y de los pies". "Eso es lo lamentable porque, para que un paciente llegue a esas deformidades tarda por lo menos unos 10 años".[30]

Actualmente el diagnóstico, y el tratamiento de la Lepra no son complicados y la mayoría de los países endémicos se esfuerzan por integrar los servicios de atención a esta enfermedad en los servicios de salud generales que existen. Esto es especialmente importarte para las comunidades insuficientemente atendidas y marginadas con más riesgos de sufrir esta enfermedad, habitualmente los más pobres entre los pobres.

El control de la Lepra ha mejorado mucho gracias a las campañas nacionales y locales llevadas a cabo en la mayor parte de los países donde la enfermedad es endémica. El diagnóstico y tratamiento de la enfermedad se han visto facilitados por la integración de los servicios primarios contra la Lepra en los servicios sanitarios generales.[30]

Es importante implementar estrategias en las que se haga hincapié en la necesidad de mantener los conocimientos especializados y aumentar el número de personal capacitado para atender esta enfermedad, mejorar la participación de los afectados en los servicios de atención a la Lepra y reducir las deformidades visibles (también llamadas discapacidades de grado 2, así como la estigmatización relacionada con la enfermedad.

Los programas nacionales de Lepra para 2012-2015 se han centrado más en las poblaciones desatendidas y las zonas de acceso difícil, con el fin de mejorar el acceso y la cobertura. En vista de que las estrategias de control son limitadas, los programas nacionales tratan activamente de mejorar la retención de los casos, el rastreo de los contactos, el seguimiento, la derivación de los pacientes y la gestión de los registros.[30]

Según los informes oficiales de la OMS con datos procedentes de 115 países, la prevalencia mundial de la Lepra registrada a finales de 2012 fue de 189,018 casos, mientras que el número de casos nuevos notificados en el mundo ese mismo año fue de 232,857, en comparación con 226,626 en 2011, siendo estos los últimos datos reportados al momento, se está en espera de la presentación en boletín del comportamiento de la enfermedad en el periodo 2012-2015.[30]

Como puede apreciarse a partir de la información presentada, en la actualidad, la preparación de los profesionales de la salud para atender las necesidades de salud de la población siempre ha sido un pilar para efectos de mejorar los niveles de salud y cumplimiento de metas de programas.[31]

PLANTEAMIENTO DEL PROBLEMA

Una vez que se ha planteado la relevancia de comprender la Lepra, y habiendo abordado su presencia en el contexto de salud de nuestro país, el presente proyecto buscó indagar sobre los niveles de conocimiento que tienen los estudiantes de medicina y enfermería del estado de Colima, partiendo de la siguiente pregunta:

¿Cuáles son los conocimientos que tienen los estudiantes de nivel licenciatura de medicina, enfermería y el nivel técnico de enfermería del estado de Colima sobre la Lepra?

JUSTIFICACIÓN

La Lepra es una enfermedad que data desde el mundo antiguo, considerada una de las patologías preponderantes en algunos países, y es ahí donde la educación para la salud juega un papel importante porque se puede considerar el medio universal para la prevención y control de la enfermedad.[5]

A nivel mundial, los casos de Lepra continúan disminuyendo de un 44% a un 37% del 2004 al 2012 (últimos datos disponibles), según información suministrada por las autoridades sanitarias de países donde la enfermedad es endémica. Actualmente, en el estado de Colima habitan 327,765 mujeres y 322,790 hombres con un total de 650,555 habitantes, ocupando el primer lugar a nivel nacional, con incidencia de Lepra de 0.7 enfermos por cada 10,000 habitantes, donde el factor de riesgo más importante es ambiental, pues el clima predominantemente es cálido-húmedo. Toda la población se encuentra expuesta a esta enfermedad, pero es más susceptible que la padezcan personas entre los 45 a 64 años de edad.[31]

Fue posible llevar a cabo la presente investigación gracias a que se efectuaron las gestiones pertinentes con las autoridades de los diferentes planteles educativos para el acceso con los estudiantes, y dada la relevancia del proyecto.

Considerando que el personal de salud es quien debe mostrar mayor conocimiento de las situaciones de salud y enfermedad de la población, fue de interés en este estudio el analizar los conocimientos que tienen los estudiantes de las carreras del área de la salud, considerando trascendente el tema pues, como se ha expuesto, Colima es una zona endémica de Lepra y se han encontrado situaciones en las que no solamente existe el desconocimiento desde el punto de vista médico, sino que además existen a la fecha muchos prejuicios acerca de la enfermedad, lo cual no favorece una adecuada atención de los pacientes.

Son varias las medidas que deben considerarse al tratar con pacientes con Lepra, entre ellas el contar con un buen estado de salud, pues esto reduce el contagio de la patología, siendo además necesario saber cómo prevenir pero también, prioritariamente, controlar y eliminar la Lepra, considerando además lo expresado en la Norma Oficial Mexicana NOM-027-ssa2-1999, con relación a la prevención, control y eliminación de la Lepra.[28]

OBJETIVOS DEL ESTUDIO

Objetivo general

Analizar los conocimientos que tienen los estudiantes de nivel licenciatura de medicina, enfermería y el nivel técnico de enfermería del estado de Colima sobre la Lepra.

Objetivos específicos

Identificar los conocimientos que tienen sobre la Lepra los estudiantes de los siguientes planteles e instituciones:

Facultad de Enfermería de la Universidad de Colima; estudiantes de quinto, séptimo y noveno semestres.

Facultad de Medicina de la Universidad de Colima; estudiantes de quinto y séptimo semestres.

Escuela Técnica de la Universidad de Colima; estudiantes de quinto semestre.

Instituto Benito Juárez A. C.; estudiantes de quinto semestre.

Colegio Nacional de Educación Profesional Técnico (CONALEP); estudiantes de quinto semestre.

MATERIAL Y MÉTODOS

El presente es un estudio descriptivo-observacional, transversal y prospectivo.

El universo de estudio estuvo conformado por 515 estudiantes de las carreras de enfermería y medicina de los siguientes planteles educativos: Facultad de Enfermería y Medicina de la Universidad de Colima, Escuela Técnica de Enfermería de Manzanillo y el Benito Juárez de Tecomán y el CONALEP, contando con la participación de 476 alumnos, de acuerdo a los criterios de selección.

Definición de las unidades de observación

Estudiantes de la Facultad de Enfermería de la Universidad de Colima, de quinto, séptimo y noveno semestres.

Estudiantes de la Facultad de Medicina de la Universidad de Colima, de quinto y séptimo semestres.

Estudiantes de la Escuela Técnica de la Universidad de Colima, de quinto semestre.

Estudiantes del Instituto Benito Juárez A. C., de quinto semestre.

Estudiantes del Colegio Nacional de Educación Profesional Técnico (CONALEP), de quinto semestre.

Criterios de selección de los participantes

Criterios de inclusión:

Todos los estudiantes regulares de ambos géneros que pertenezcan a las carreras de enfermería y medicina de quinto, séptimo y noveno semestres de los municipios de Tecomán, Manzanillo, Colima y Villa de Álvarez, del Estado de Colima.

Criterios de exclusión:

Estudiantes que no estuvieran cursando quinto, séptimo y noveno semestres de las carreras de medicina y enfermería en el momento de la aplicación.

Estudiantes participantes como apoyo en la presente investigación.

Criterios de eliminación:

Estudiantes que no se encontraron en el momento de aplicación del instrumento.

Estudiantes que no aceptaron participar en la investigación.

Definición de las variables y niveles de medición

Definición conceptual de conocimientos sobre Lepra:

Es un conjunto de información almacenada mediante la experiencia o el aprendizaje [32], en este caso, sobre el tema de Lepra.

Definición operativa:

Los conocimientos sobre Lepra fueron analizados a través de un instrumento que evalúa conocimientos y conceptualización sobre la Lepra, el cual consta de 11 preguntas, y está avalado por la Secretaría de Salud; este instrumento se utiliza para aplicar al personal de su Institución.

Definición conceptual de género:

Es el estado social y legal que nos identifica como mujeres u hombres. [32]

Definición operativa:

Conjunto de características físicas que diferencian a un hombre de una mujer.

Definición conceptual de municipio:

Es el conjunto de los habitantes que viven en un mismo término jurisdiccional, el cual está regido por un ayuntamiento.[32]

Definición operativa:

Es un lugar específico donde habitan cierto número de personas.

Definición conceptual de edad:

Es el tiempo transcurrido o vocablo que permite hacer mención al tiempo que ha transcurrido desde el nacimiento de un ser vivo.[32]

Definición operativa:

Es el tiempo que los seres humanos llevan viviendo desde que su nacimiento.

Definición conceptual de nivel de estudio:

Es una distinción dada por alguna institución educativa, generalmente después de la terminación exitosa de algún programa de estudio.[32]

Definición operativa:

Es el nivel de estudio que cursa actualmente el participante de la investigación.

Operacionalización de variables

Variables	Por su interrelación	Por su naturaleza	Nivel de medición	Indicador
Conocimientos sobre Lepra	Dependiente	Cualitativa	Ordinal	(0-5)=Insuficiente. (5-8)=Regular. (8-10)=Suficiente.
Género	Interviniente	Cualitativa	Nominal Dicotómica	Femenino Masculino
Municipio	Interviniente	Cualitativa	Nominal policotómica	Tecomán Manzanillo Colima
Edad	Interviniente	Cuantitativa	Intervalo	15-19 20-24 24-28 29 mas
Nivel de estudios	Interviniente	Cualitativa	Ordinal	Técnico. Licenciatura.

Descripción del procedimiento

Primeramente se solicitó el apoyo de la directora de la Facultad de Enfermería de la Universidad de Colima, para realizar las gestiones y oficios dirigidos a directores de las diferentes dependencias educativas, para podr llevar a cabo las entrevistas a los estudiantes de los diferentes planteles y aplicar las encuestas para evaluar los conocimientos de dichos estudiantes respecto a la Enfermedad de Hansen. Se sostuvieron citas con directivos para explicar el proyecto y entregar oficios.

Una vez que se contó con la autorización por parte de los directivos de los diferentes planteles se aplicó el instrumento a los estudiantes de las dependencias seleccionadas. El cuestionario que se utilizo para evaluar los conocimientos sobre la Lepra, consta de diez preguntas y está avalado por la Secretaría de Salud[33], mismo que se utiliza para aplicar al personal de su institución (ver anexo). De manera adicional, se solicitó a los participantes mencionar tres palabras que de manera libre asocien al concepto de Lepra, con el propósito de obtener una aproximación a la forma en que la conceptualizan. Con ello, el instrumento quedó integrado por once reactivos.

Se realizó la captura de información, elaborando la base de datos, efectuando los análisis necesarios para obtener resultados.

Se obtuvieron los resultados, realizando la discusión, conclusiones y sugerencias a partir del estudio. Presentando los resultados del mismo en sesión general de Seminario de Investigación II.

Consideraciones éticas

De acuerdo al Reglamento General de Salud en Materia de Investigación, se consideró para esta investigación el artículo 13, que menciona el respeto a la dignidad y a la protección de sus derechos y bienestar del ser humano; el artículo 20, que menciona que se debe solicitar el consentimiento informado para la autorización de su colaboración en la investigación por parte del participante. Así mismo, se atendió el artículo 16, el cual habla del respeto al anonimato del participante en la investigación. De acuerdo al artículo 17, esta investigación no representa un riesgo para los participantes.[34]

Procesamiento y presentación de la información

Los datos se procesaron en los programas EXCEL y SPSS V21, y se presentaron en tablas y gráficos.

Análisis estadístico

Se elaboró la base de datos en los programas EXCEL y SPSS V21, utilizando estadística descriptiva.

ORGANIZACIÓN DE LA INVESTIGACIÓN

Para la realización del presente trabajo de investigación se contó con:

Recursos Humanos:

Investigadores principales.

Asesores expertos en el tema.

Población objeto de estudio: 515 estudiantes, de los cuales solo se logró la participación de 476.

Recursos Financieros:

Propios de investigadores.

RESULTADOS

A continuación se plantean los resultados del estudio desarrollado, reportando en un primer momento lo relacionado con las estadísticas de los participantes, para continuar con los datos obtenidos con el instrumento aplicado; para conocer los cuestionamientos planteados se puede revisar el anexo.

Distribución de los participantes:

De un total de 476 de estudiantes que participaron de las diferentes instituciones educativas en salud de medicina y enfermería del Estado de Colima, de los semestres de quinto, séptimo y noveno, 183 estudiantes (38.4%) fueron de la Facultad de Enfermería de la Universidad de Colima, 153 estudiantes (32.1%) de la Facultad de Medicina de la Universidad de Colima, 35 estudiantes (7.4%) de la Escuela Técnica de Enfermería, 87 estudiantes (18.3%) del CONALEP y 18 estudiantes (3.8%) del Instituto Benito Juárez. Se contó con la participación de 229 estudiantes del género masculino (52.3%) y 227 del femenino (47.7%).

Conocimientos sobre Lepra:

Respecto a los conocimientos que estos estudiantes tienen sobre la Lepra se obtuvieron calificaciones que van del 0 al 6, siendo el 6 la mejor calificación. Los participantes obtuvieron un promedio de 1.93 ±1.22.

En cuanto a consideraciones de la Lepra, se obtuvo un promedio de 4.41 ± 2.2 con un rango de calificación del 0 al 10 (Gráficas 1 y 2).

Gráfica 1. Frecuencia de porcentajes de calificación obtenido por los participantes.

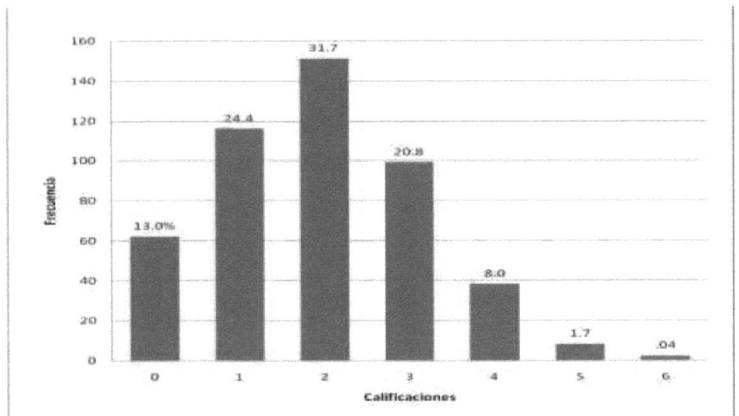

Fuente: Resultados del instrumento sobre "Conocimientos sobre la Lepra"

Como se aprecia en los resultados mostrados en la gráfica 1, existe un alto nivel de desconocimiento sobre la enfermedad, por los promedios son bajos y la moda se concentra en el dos de calificación.

Gráfica 2. Frecuencia de porcentajes por reactivo.

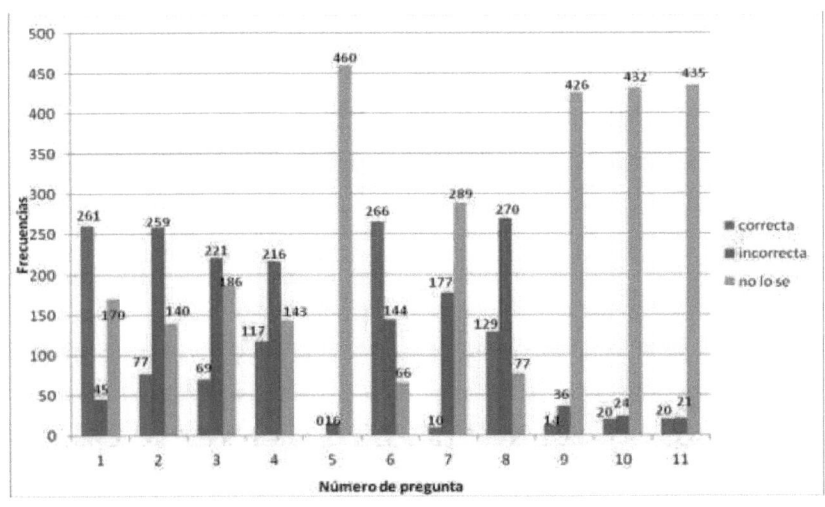

Fuente: Resultados del instrumento sobre "Conocimientos sobre la Lepra"

Como se aprecia en la gráfica 2, sólo existen dos reactivos en los que el porcentaje de respuestas correctas supera a las incorrectas, se trata del reactivo uno, que se refiere al agente causal de la Lepra, y el reactivo seis, que alude a la definición de "contacto". Estos resultados son alarmantes, pues evidencias el alto nivel de desconocimiento acerca de la enfermedad por parte de los estudiantes, quienes ya deberían tener mayores elementos de conocimiento sobre la misma.

Los reactivos con mayor número de respuestas incorrectas son el ocho, el dos, el tres y el cuatro, en ese orden. El reactivo ocho explora la utilidad de la biopsia en Lepra, el resto de reactivos se refiere a los datos clínicos; los cinco reactivos se relacionan de manera importante con la información necesaria para realizar el diagnóstico de la enfermedad.

Los estudiantes expresaron tener un mayor desconocimiento de las temáticas relacionadas con los reactivos cinco, diez, nueve y siete, los cuales aluden a conocimientos diversos relacionados con la Lepra: tratamiento y su duración, índice bacteriológico y su medición, clasificación de la lepra y grupos con alto riesgo de contraerla.

En la gráfica 2 se agregan además los resultados obtenidos en el reactivo once, en el que se solicitó a los participantes que expresaran de manera libre tres palabras que relacionaran con el concepto Lepra. La mayoría de los estudiantes contestó "no sé" en este reactivo, y sólo se obtuvieron 21 palabras; al hacer el análisis de dichas palabras se encontró que la mayor parte de ellas confirman un desconocimiento de la enfermedad, pero este reactivo se analiza con más detalle un poco más adelante.

Es importante destacar que, analizando de manera fría estos resultados, que al sumar el conocimiento incorrecto con el desconocimiento de la enfermedad, existe una importante laguna de información en la formación de los estudiantes con respecto a la enfermedad, lo cual puede afectar de forma trascendental su desempeño al atender a pacientes con este padecimiento e incluso poner en riesgo su vida.

Tabla 3. Frecuencias y porcentajes de las respuestas correctas e incorrectas de acuerdo al instrumento de conocimientos sobre la Lepra de la SSA

Número de reactivo	Frecuencias y porcentajes		
	Correcta	Incorrecta	No lo se
1	**261 (55.3)**	45 (4.4)	170 (35.7)
2	77 (16.1)	**259 (54.4)**	140 (29.4)
3	69 (14.4)	**221 (46.4)**	186 (29.4)
4	117 (24.5)	**216 (45.3)**	143 (30.0)
5	0 (0)	16 (3.3)	**460 (46.6)**
6	**266 (55.8)**	144 (30.2)	66 (13.8)
7	10 (2.1)	177 (37.1)	**289 (60.7)**
8	129 (27.1)	**270 (56.7)**	77 (16.1)
9	14 (2.9)	36 (7.5)	**426 (89.4)**
10	20 (4.2)	24 (5.0)	**432 (90.7)**

Nota: Se resaltan los resultados en los que se concentran los mayores porcentajes.

Resultados de la aproximación a la conceptualización de Lepra

Como ya se ha señalado, se agregó al instrumento propuesto un reactivo, el once, en el cual se solicitó a los participantes mencionar tres palabras que en la actualidad se asocien a la Lepra.

Para analizar las palabras que espontáneamente se asociaron a la Lepra, se tomó en consideración que existen diferentes puntos de vista para estudiar al ser humano dependiendo del área del conocimiento que se trate. Para efectos del presente estudio, se consideró la propuesta de Yuni y Urbano[35], quienes hablan de cuatro dimensiones: biológica, psicológica, social y espiritual; de esta manera, las palabras que fueron mencionadas por los estudiantes, consideradas palabras definidoras de la Lepra, se agruparon en las cuatro dimensiones, valorando además la carga emocional de la palabra, a partir del uso social de la misma.

Lamentablemente, para este ejercicio sólo se obtuvieron 41 palabras, 20 de las cuales reflejan un conocimiento correcto de la enfermedad, aunque no necesariamente asociado a una carga emocional positiva, y las 21 restantes evidencian conocimientos erróneos.

Tabla 4. Connotación de las palabras de acuerdo a las dimensiones del ser humano

Dimensión	Positivo	Neutro	Negativo
Física	1	6	17
Psicológica	0	0	5
Social	1	2	7
Espiritual	1	0	1

Se aprecia de manera importante el predominio de conceptos con una connotación negativa en las diferentes dimensiones, seguidas de las neutras y muy por debajo las positivas. Así como también es posible apreciar mayor peso en el área física, continuando en la social y posteriormente en la psicológica y espiritual.

El 73% de las palabras definidoras emitidas por los participantes son consideradas negativas, pues destacan aspectos como muerte, fealdad, infección, rechazo, aislamiento, discriminación, entre otras que se pueden revisar en la tabla 5 y que claramente muestran un estigma negativo hacia la Lepra. Solamente se reportaron tres definidoras positivas (salud, programas de apoyo y esperanza), las cuales pueden referir ciertas expectativas favorables que pudieran ser pieza clave para el desarrollo de intervenciones de mayor impacto positivo en los pacientes.

Con relación a las palabras neutras, la mayoría de ellas se asocian con la dimensión física, aludiendo a aspectos que se observan en el desarrollo de la enfermedad.

Las palabras definidoras empleadas por dimensión se muestran en la tabla 5.

Tabla 5. Palabras definidoras relacionadas con la Lepra y su connotación considerando las 4 dimensiones del ser humano

DIMENSIÓN FISICA		DIMENSIÓN SOCIAL	
Salud	Positivo	Programas de apoyo	Positivo
Signos y Síntomas	Neutro	Costo	Neutro
Bacteria	Neutro	Asociación	Neutro
Tipos de Lepra	Neutro	Rechazo	Negativo
Paciente	Neutro	Aislamiento	Negativo
Sangre	Neutro	Discriminación	Negativo
Carne	Neutro	Injusticia	Negativo
Muerte	Negativo	Inseguridad	Negativo
Fealdad	Negativo	Indiferencia	Negativo
Infección	Negativo	Depresión	Negativo
Incapacidad	Negativo	ESPIRITUAL	
Amputación	Negativo	Esperanza	Positivo
Peligroso	Negativo	Desesperanza	Negativo
Suciedad	Negativo	PSICOLÓGICA	
Apego	Negativo	Miedo	Negativo
Peste	Negativo	Ignorancia	Negativo
Gravedad	Negativo	Sufrimiento	Negativo
Descomposición	Negativo	Baja autoestima	Negativo
Enfermedad	Negativo	Duelo	Negativo
Daño	Negativo		
Pedazo	Negativo		
Podrido	Negativo		
Caída	Negativo		
Tratamiento	Negativo		

ANALISIS Y DISCUSIÓN DE RESULTADOS

La Lepra fue una de las primeras enfermedades descritas en el mundo antiguo; ya desde épocas antiguas se evidencia un desconocimiento sobre el porqué se manifestaba en algunas personas dicho padecimiento, lo que, lamentablemente, se asemeja a lo que aún en el siglo XXI se sigue sufriendo: una importante ignorancia sobre las causas, atención y tratamiento de esta patología.

En la actualidad, es claro que falta conocer más sobre la enfermedad, desde lo más primordial como lo es el agente causal, pues los estudiantes que participaron en esta investigacion poseen conocimientos inadecuados sobre ella, lo cual coincide con los resultados de Montenegro Valera donde el 57% de la población investigada desconocen este agente.[36]

Se puede apreciar en los resultados del presente trabajo un nivel de conocimientos bajo sobre la Lepra; esto muy probablemente tiene relación con la escasa difusión sobre la patología, así como la ausencia de la temática en los planes de estudio e incluso la falta de interés por conocer esta enfermedad endémica del estado de Colima.

Es importante recalcar que en esta investigacion se observó que la mayoría de los estudiantes tienen un bajo conocimiento en general, pues en los resultados se muestra claramente que la mayoría de los estudiantes o desconoce aspectos relacionados con la enfermedad o tiene conocimientos erróneos de la misma.

De igual manera, la asociación libre de palabras, solicitadas en el reactivo once, demuestran que es poca la información que se tiene sobre la Lepra, pues solamente se lograron 41 palabras, la mayoría de las cuales muestran una visión negativa del padecimiento, que puede redundar en una aproximación poco favorable al paciente e incluso con pocas esperanzas de lograr su recuperación, aspecto que podría afectar la calidad de la atención, pues si se tiene la idea de que la enfermedad es complicada o difícil de abordar, los esfuerzos para atacarla podrían ser menores; incluso, una visión de bajas expectativas pudiera trasmitir una postura pesimista a los pacientes, afectando de manera importante su estado anímico, y con ello su disposición hacia seguir un tratamiento a largo plazo de forma comprometida.

Es de suma importancia educar a los futuros profesionales de la salud sobre este tipo de patologías, haciendo conciencia del papel que juegan en el panorama de salud pública, resaltando que es primordial conocerlas más a fondo, pues siendo parte del personal de salud se encontrarán a menudo con la necesidad de brindar atención profesional, y el ignorar aspectos tan relevantes como la sintomatología, o el tratamiento, puede agravar la situación de salud-enfermedad del paciente o incluso propiciar que el padecimiento se siga extendiendo.

Aunado a los resultados obtenidos, se pudo observar a lo largo de la investigación que el simple hecho de hablar de la enfermedad con los estudiantes provocaba en ellos expresiones de malestar, pues externaban su desconocimiento e incluso poco interés en conocer más sobre el tema; con esto, se pudo recomendar indagar más sobre las actitudes hacia esta y otras enfermedades de alto estigma social.

CONCLUSIONES

El presente estudio permitió identificar los conocimientos que tienen los estudiantes de enfermería y medicina del estado de Colima sobre la Lepra, reconociendo la relevancia de que el personal de salud esté capacitado para el diagnóstico y tratamiento precoz, lo cual ayudaría a disminuir la probabilidad de que la enfermedad siga aumentando en nuestro contexto social.

Con los resultados del estudio se aprecia que existe un alto nivel de desconocimiento sobre la enfermedad, a pesar de que en la actualidad se tiene mayor acceso a la información y existen más avances en su tratamiento, siendo desde hace tiempo una patología curable, sin embargo, el estigma asociado y la forma de verla sigue siendo como en tiempos de antaño.

Es claro que el mayor desconocimiento, y el que más preocupa para la población estudiada, se encuentra en la dimensión física, la cual debería de ser una fortaleza en los estudiantes participantes.

Por los resultados obtenidos se puede afirmar que existe la necesidad de incrementar la información y la capacitación a las personas que se están formando en el área de la salud, lo cual repercutiría de manera favorable en la atención adecuada de los pacientes con Lepra, insistiendo prioritariamente en un abordaje desde las cuatro dimensiones (física, social, espiritual y psicológica), para promover una atención más adecuada e integral a las personas que la padecen.

De igual manera, se requiere de personal capacitado y sin prejuicios, para que oriente de manera correcta al paciente y a su familia, pues al tener una visión tan negativa de la Lepra, difícilmente se ofrecerá una orientación certera y de calidad, pues ante el desconocimiento se trasmite información errónea que favorece el fatalismo, influyendo de forma negativa en el estado anímico del paciente, perjudicando su recuperación y favoreciendo que más personas resulten afectadas.

El personal de enfermería y medicina, con una verdadera vocación y un alto sentido de responsabilidad social, puede influir de manera importante en el cambio de este paradigma, para contribuir al logro de una mejor atención a los pacientes con esta enfermedad, que es como muchas otras; con intervenciones fundamentadas y comprometidas se puede fortalecer la calidad de vida de estos pacientes.

SUGERENCIAS

La necesidad de formación y capacitación permanente del personal de salud es un hecho innegable. Los avances en ciencia, en especial en temáticas asociadas a la salud, están a la orden del día y requieren de la atención constante, pues de ello depende que se brinden servicios especializados y eficientes a la población. Es por esto, que se recalca la necesidad de abordar temáticas como la Lepra, pues los casos siguen presentándose y sigue siendo una afección que incide en la población.

Por lo anterior, es de gran relevancia incorporación el tema de la enfermedad de la Lepra en los planes de estudio, para mejorar la calidad de atención del paciente y ampliar el conocimiento de los futuros profesionales en el área de la salud, partiendo de la revisión de la bibliografía y de la experiencia de especialistas que se dedican a la atención de la enfermedad.

Además, es urgente implementar estrategias formativas que fortalezcan no sólo el conocimiento de la enfermedad, sino su manejo emocional, pues no se puede negar que las personas desarrollamos creencias y asociamos emociones a nuestras experiencias, tanto personales como laborales; en el caso de la Lepra, el hecho de asociar tantos aspectos negativos a la misma, podría afectar la forma de interactuar con los pacientes, por lo que resulta insoslayable promover que el personal de salud pueda des-estigmatizar la enfermedad para abordarla de manera más eficiente y ayude, con ello, a lograr un mejor manejo emocional por parte de los pacientes, sus familias y la sociedad en general.

Se sugiere por esto promover el desarrollo de conferencias, talleres o eventos académicos en general, que permitan aumentar el conocimiento de los futuros profesionistas, al poder estar en contacto con personal especializado, experto en la atención de pacientes con esta patología.

Con todo lo anterior se busca propiciar una mayor conciencia, en primera instancia de los estudiantes, para cambiar la imagen de la Lepra, y que en esa medida exista una mayor difusión de la enfermedad para que la población en general tenga acceso a información verídica y clara que facilite la identificación de síntomas y la atención oportuna, que redunde en una mayor probabilidad de recuperación, al beneficiarse de un tratamiento temprano.

Es importante recordar que el futuro del país, en el área de la salud, estará en manos de nuestros actuales estudiantes, por lo que es básico sembrar en ellos la conciencia del reconocimiento oportuno de enfermedades, la aceptación del paciente y el contacto humano y respetuoso con él, para que entonces se pueda afirmar que la Lepra ha dejado de ser un mito con un gran estigma negativo, que es atendida desde el conocimiento profundo y oportuno y, en la medida de lo posible, se vuelva una enfermedad en camino a la desaparición.

REFERENCIAS

1. Organización Mundial de la Salud (OMS). *Una guía para el control de la Lepra.* México: 2008.

2. Organización Mundial de la Salud (OMS). *Guía para la eliminación de la Lepra como problema de salud pública.* Ginebra: 2006.

3. González, S; Ruiz, R. (1967). El prejuicio contra la Lepra. Sondeo de la opinión de los estudiantes de la ciudad internacional de la Universidad de Paris. *Mex Derm.* 2(1):79-82.

4. Álvarez, R. (2010). La Lepra en el mundo. *Revista de la Facultad de Medicina de la UNAM.* Vol. 53, N.o 6. Noviembre-Diciembre 2010.

5. Becmelli, L. (1971). La lucha contra la Lepra. *Rev Salud Mundial.* 10(10):10-6.

6. Losada, C; Seijo, M. (1997). Infecciones con afectación cutánea y del sistema nervioso. 25 (supl 3): 93-281

7. Gil, S; Hernández, G. (1994). *Programa de Control de la Lepra para el Médico de la Familia.* 2 ed. La Habana. Editorial Ciencias Médicas.14-36.

8. Tenencio, J. (1997). Centenario de los Congresos Internacionales de Lepra. *Rev Lepr, Fontilles.* 21 (2):220-290.

9. Montojo, C. (1969). El problema social del enfermo de Lepra. *Rev Mex Derm.* 12(1):73-77. Citado por Ramírez, S., Aguirre, M. G. y Padilla, L. Gutiérrez. (1990). Nivel de conocimientos sobre la lepra en estudiantes universitarios. *Salud Pública Méx* 1990; Vol. 32(5):583-588.

10. Progress towards the elimination of leprosy as public health problem. Wkly Epidemiol Rec. 1996; 20:149-56. Citado por Álvarez, R. (2010). La Lepra en el mundo. Revista de la Facultad de Medicina de la UNAM. Vol. 53, N.o 6. Noviembre-Diciembre 2010.

11. Editorial Española. (2010). *Biblia de Jerusalén.* Madrid: Ed. Española.

12. De Rojas, V. (1994). *Programa Para el Médico de la Familia.* 2ed. La Habana: Ed Ciencias Médicas. 50-70.

13. Karlen, A. (1995). *Man and Microbes: Disease and Plague in History and Modern Times*. 1ra edition. Touchstone. 474-562.

14. Saúl, A. (2004). *Lecciones de Dermatología*. 14ª ed. México: Méndez-Oteo editores.

15. Rodríguez, O. (2003). La lucha contra Lepra en México. *Rev Fac Med UNAM*. 46(3) 154-168.

16. World Healt Organization. (2012). *Weekly epidemiological record Relevé épidémiologique hebdomadaire*. 24 August 2012. No. 34, 2012, 87, 317–328.

17. ipuntocom.mx Noticias. (2014). *Más leprosos en Colima*. Recuperado de: http://ipuntocom.mx/mas-leprosos-en-colima/

18. Vargas, S. (2012). *Frecuencias de Lepra lepromatosa en regiones del estado de Colima*. México: Elsevier.164-172.

19. Paul, E. (2005). *Lepra. La epidemiología de un bacilo lento*. México: Elsevier.84-17.

20. Organización Panamericana de la Salud. (2009). *Situación de Salud en las Américas. Indicadores básicos 2009*. Colombia: Organización Panamericana de la Salud.

21. León, G. G. (2015). Exhortan a un diagnóstico oportuno para combatir la lepra en México. *La Jornada. Notimex*. 24 de enero 2015. Recuperado de: http://www.jornada.unam.mx/ultimas/2015/01/24/ exhortan-a-un-diagnostico-oportuno-para-combatir-la-lepra-en-mexico-4214.html

22. Ramos, M; Ribeiro C. (2005). Infecciones por micobacterias. (1a ed). Madrid: Elsevier. 1145-1152.

23. Aldama, A; Rivelli, V. (2009). *Dermatología*. Asunción: EFACIM.

24. Instituto Nacional de Salud, Ministerio de Salud y Protección Social República de Colombia. (2013). Informe Epidemiológico Nacional 2012, Enfermedades Transmisibles Micobacterias Lepra-Tuberculosis-Tuberculosis Resistente. Colombia: Instituto Nacional de Salud, Ministerio de Salud y Protección Social República de Colombia.

25. Handog, B. y Gabriel, T. (2011). Leprosy in the Philippines: a review. *International Journal of Dermatology.* May; 50(5):573-81. doi: 10.1111/j.1365-4632.2011.05044.x.

26. Chin, J. (2001). *Control of communicable diseases.* 17ª Edición. American Public Health Association.

27. Centro Nacional de Vigilancia Epidemiológica y Control de Enfermedades (CENAVECE). (2007). Prevención y control de la Lepra. *Programa de Prevención y Control de la Lepra.* México. NOM-SSA2-027-2007.

28. Diario Oficial de la Federación. México. (2001*). NORMA Oficial Mexicana NOM-027-SSA2-1999, Para la prevención, control y eliminación de la lepra.* México: Diario oficial de la Federación. 17 de enero de 2001.

29. Ministerio de Salud Pública y Asistencia Social. (2006). *Guía de Atención Clínica de la Enfermedad de Hansen (Lepra).* El Salvador: Ministerio de Salud Pública y Asistencia Social de El Salvador.

30. Organización Panamericana de la Salud. Organización Mundial de la Salud. (s. f.). *Plan de Acción para Acelerar el Logro de la Eliminación de la Lepra en América Latina y el Caribe.* Organización Panamericana de la Salud. Organización Mundial de la Salud.

31. Sistema Nacional de Vigilancia Epidemiológica. (2012*). La Lepra en México.* México: Secretaria de Salud.

32. Real Academia Española (2001). *Diccionario de la Lengua Española.* 22 ed. Recuperado de: http://buscon.rae.es/drael/SrvltConsulta?TIPO_BUS=3&LEMA=diagn%C3%B3stico.

33. Secretaria de Salud. Cuestionario que evalúa conocimientos sobre la Lepra.

34. Secretaría de Salud. México. (1986). *Reglamento de la Ley General de Salud en Materia de Investigación para la Salud.* Titulo segundo: De los Aspectos Éticos de la Investigación en Seres Humanos: Capítulo I Artículo 17. Recuperado de: http://www.salud.gob.mx/unidades/cdi/nom/compi/rlgsmis.html.

35. Yuni, J.A.-Urbano, C. A. (2005). *Educación de adultos mayores.* Argentina: Editorial Brujas.

36. Montenegro, I., Prior, A. de M., Uribe-Echeverría, A. I., Soler, S. F. y Durán, K. (2006). Conocimiento de la población sobre la Lepra. Revista Cubana de Medicina General Integral. 22 (4). 255-267. Octubre-diciembre 2006.

ANEXO 1. Consentimiento informado e instrumento de conocimientos y conceptualización sobre la Lepra.

Encuesta: "Conocimientos que tienen los estudiantes de enfermería y medicina del Estado de Colima sobre la Lepra"

Por favor, lee lo siguiente antes de contestar la encuesta.

Has sido seleccionado para contestar esta encuesta y tu participación es muy importante. Queremos destacar que los resultados se manejarán con estricta confidencialidad y tus aportaciones se mantendrán anónimas. Los datos generales que solicitamos al inicio de la encuesta son sólo para el análisis más completo de los resultados.

Si estás de acuerdo en colaborar, por favor responde las preguntas basándote en tu experiencia como estudiante; si no deseas participar, solamente entrega el instrumento en blanco.

Por favor, contesta lo que conoces sobre la Lepra, pues a partir de los resultados se podrá identificar el grado de conocimiento sobre de esta enfermedad para establecer estrategias de difusión que promuevan un mayor conocimiento, así como fundamentar su incorporación en los planes de estudio, por ser una enfermedad de tipo endémico en el estado de Colima.

Gracias de antemano por tu participación.

Datos de Identificación
Edad: _____ Género: (F) (M) Plantel educativo: _____
Semestre: _____

INSTRUCCIONES: Lee cuidadosamente cada una de las preguntas, responde lo que se te solicita o subraya la opción que consideres correcta.

1. ¿Escribe el nombre del agente causal de la Lepra?

_____

2. ¿Cuál de estos datos clínicos tiene más importancia para el diagnóstico de Lepra?
a) Alopecia
b) Anhidrosis
c) Anestesia
d) Dolor
e) Xerosis
f) No lo sé

3. Los datos clínicos de un caso indeterminado son:
a) Alopecia, anestesia, anhidrosis, hipercromía
b) Acromia, hiperhidrosis, hiperestesia, hirsutismo
c) Hipocromía, anestesia anhidrosis, alopecia
d) Hipocromía, alopecia, hiperhidrosis, anestesia
e) Eritema e hiperestesia
f) No lo sé

4. ¿Cuáles son las lesiones que se observan en el grupo Dimorfo de Lepra?
a) Nódulos y placas
b) Manchas hipo crómicas
c) Lesiones vasculares
d) Ulceras
e) Placas infiltradas, eritematosas, cobrizas con borde externo mal definido
f) No lo sé

5. Medicamentos incluidos en la Poliquimioterapia (PQT) y duración mínima del tratamiento:
Para multibacilares: _____
Para paucibacilares: _____
No lo sé

6. ¿A qué se denomina contacto?
a) Persona que convive bajo el mismo techo que un enfermo no bacilifero
b) Persona que vive enfrente de un enfermo bacilifero
c) Persona que convive o ha convivido con un caso confirmado de Lepra
d) Personal médico a cargo de un enfermo
e) Trabajador social
f) No lo sé

7. Grupo con alto riesgo de enfermar de Lepra:

_____

8. Utilidad de la biopsia en Lepra:
a) Para clasificación del caso
b) Confirmación del diagnóstico
c) Control terapéutico
d) Todas las anteriores
e) A y b son correctas
f) No lo sé

9. Clasificación clínica de la Lepra:

_____

10. ¿Qué se entiende por índice bacteriológico y como se mide?

_____

11. Menciona tres palabras que en la actualidad asocies a la Lepra:

_____   _____   _____

**NUESTRO AGRADECIMIENTO
POR SU VALIOSA PARTICIPACIÓN**

A LOS PASANTES DE ENFERMERIA

García Ruelas Noemí

Hernández Estrada Yishell Daringka

Ramírez Hernández Jhonatan Alexis

Y A LOS LICENCIADOS EN ENFERMERÍA

L. E. José Raúl Rodríguez Ortiz e

L. E. Israel Daniel Rodríguez Durán

L. E. José Adrián Maturano Melgoza

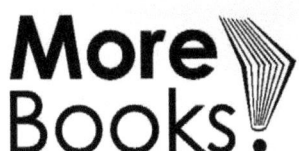
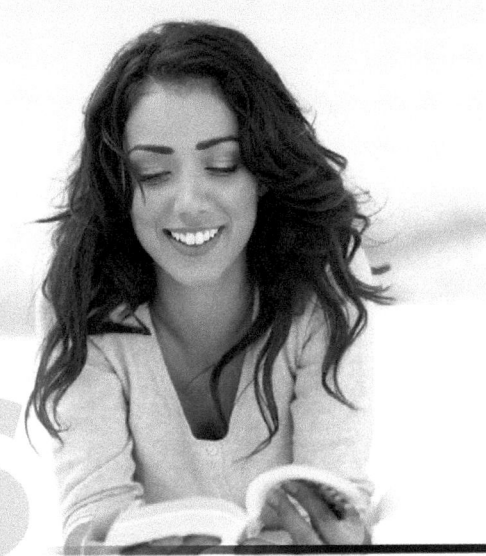
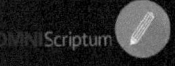

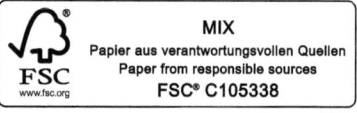
Printed by Books on Demand GmbH, Norderstedt / Germany